Te $^{66}_{70}$

CHRONIQUE

D'UN

FOU INCURABLE

SUR

LES MAISONS DE SANTÉ

DESTINÉES

AU TRAITEMENT DES MALADIES MENTALES

PARIS
IMPRIMERIE WIESENER ET COMPAGNIE
RUE DELABORDE, 12
—
1866

AVANT-PROPOS

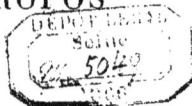

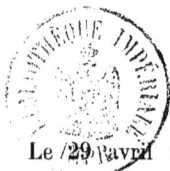

Le 29 avril 1865, M. de V***, mon très-proche parent, fut, par sa famille, et les médecins appelés par elle, déclaré atteint d'aliénation mentale.

Sur leur demande, le préfet de police usant de son pouvoir discrétionnaire, intervint d'office pour le faire appréhender et enfermer dans un asile d'aliénés.

Sa séquestration terminée le 6 octobre a duré *cinq mois* et *six jours*.

Pour utiliser son temps, il lui vint à l'idée, à l'instar « *delle mie prigioni* » de Silvio Pellico, de mettre sa captivité à profit, en publiant ses impressions sur les maisons spéciales où l'on cherche à combattre la plus triste des misères humaines!

Nous résolûmes d'entreprendre ensemble un journal d'observations et d'études locales sur la folie, et ceux qui ont la prétention de la guérir.

Pendant les mois qui se succédèrent à partir du commencement de juin, M. de V*** eut l'occasion de lire au directeur de l'asile (1) de Paris, qui le visitait matin et soir dans sa prison, des fragments de ce récit.

_____

(1) M. de V***, dirigé d'abord sur une maison à quelques kilomètres de la capitale, fut transféré, un mois après, le 1er juin, dans un asile à Paris.

Ils purent lui donner une appréciation satisfaisante de l'état mental de son pensionnaire.

En effet, jamais sa santé n'avait été meilleure, et sa tête plus lucide.

Vers le milieu de novembre, le médecin de la famille, un des principaux acteurs dans l'œuvre tragi-comique dont je raconte les péripéties, voulut bien honorer d'une visite à l'hôtel du Danube, rue Richepance, mon parent émancipé depuis cinq semaines.

Il lui vint à l'idée de communiquer au savant docteur quelques fragments du manuscrit de cet opuscule.

Voici la dédaigneuse et caractéristique remarque qu'ils lui suggérèrent.

« *Qu'est-ce que tout cela signifie?* »

Ce qui veut dire vraisemblablement et magistralement : « Vous écrivez » en amateur sur des choses que vous critiquez sans les comprendre, et » que moi, homme de l'art, suis seul apte à concevoir et à pratiquer. » D'ailleurs, pour moi, vous n'étiez pas en puissance de vos facultés men- « tales. »

De son côté, le médecin aliéniste mentionné ci-dessus, dans une lettre à la date du 6 décembre, s'exprime ainsi :

« La liberté individuelle est parfaitement sauvegardée par la loi, je la » trouve même imprudente dans ses restrictions. »

C'est donc au moment où, à la suite de déplorables erreurs et d'abus depuis longtemps signalés, le public et la Presse s'émeuvent, et demandant des réformes, qu'on voit un membre de l'Académie de Médecine, et un aliéniste renommé, remonter le courant de l'opinion, et sembler affirmer dans leur profonde sagesse que ce qui existe est la perfection même.

Tout le monde protestera avec moi contre une prétention semblable que beaucoup de médecins éclairés sont loin de partager.

Une législation nouvelle n'a jamais été plus nécessaire ; cela saute aux yeux !

M. de V*** tient à honneur de marcher à l'avant-garde des philanthropes qui en poursuivront l'accomplissement.

Quelque bien ressortira, nous l'espérons, de cette étude consciencieuse prise sur le vif.

Par la date des événements qui l'ont motivée, elle paraîtra tardive, mais en la différant de plus d'une année, à partir du jour fatal où ses destinées s'accomplirent, M. de V*** a eu pour but d'imposer silence à tous sentiments de récrimination ou de rancune, sentiments bien concevables après les procédés étranges dont on a usé envers lui.

D'ailleurs les informations utiles n'arrivent jamais trop tard.

DE VALABRÈGUE, Cᵗᵉ DE LAWŒSTINE.

Paris, le 12 juin 1866.

CHAPITRE Ier.

Avant d'entrer dans le développement de ce récit, il n'est pas sans intérêt d'ébaucher en quelques lignes, pour ceux qui ne sont pas versés dans la matière, — et je les en félicite, — un tableau d'après nature des affections qui troublent l'esprit humain.

Les statistiques constatent que le nombre des maladies mentales est en continuelle progression, surtout dans les grands centres de population où les déceptions de la vie sont plus fréquentes, plus subites, et où les causes qui les produisent sont plus actives.

On dit que peu de cerveaux sont absolument sains.

Affligeante vérité!

Chacun, en effet, porte avec soi ses faiblesses, ses manies et ses terreurs.

Tout maniaque, d'abord à l'état de simple original devient insensiblement un malade sérieux.

Son affection, partielle dans le principe, et ne s'exerçant que sur un seul point, finit par se généraliser, tourne en hallucination, et se convertit en folie complète.

Dans la plupart des cas, cette cruelle maladie, à moins de provenir d'une cause accidentelle, est presque toujours sans remède.

La paralysie est ordinairement son avant-coureur.

Chaque folie s'appliquant à une variété d'impressions, prend comme on sait un nom particulier.

La mélancolie, l'ambition (1), la monomanie de la religion ou du suicide, la démoniomanie, l'érotomanie, et une folie de nouvelle invention *la spiritomanie*.

---

(1) Je crois que c'est celle dont les habiles aliénistes gratifiaient mon parent.

L'expérience a démontré que les atteintes légères au début, et lentement progressives, deviennent fréquemment les plus graves :

Dryden, dans sa comédie — *The rehearsal* — semble avoir écrit, pour les définir, ce vers amphibologique — *My wound is great because it is so small.*

Ainsi parodié à la première représentation par le duc de Buckingham :
— *It would be greater if t'was not at all.* —

Malheureusement, malgré les études et les recherches incessantes des coryphées de l'aliénisme, la nature est restée, comme en bien d'autres choses ! plus forte que la science.

Aussi, — *horresco referens*, — la société est menacée, de voir dans la suite des temps, si les passions qui agitent le cerveau des hommes suivent une marche ascendante, autant de fous que de gens raisonnables.

La moitié du genre humain sera occupée à garder l'autre.

CHAPITRE II.

Lorsque par curiosité, et par goût, en touriste et en physiologiste errant, je visitais et analysais ces mélancoliques asiles, en France, en Angleterre, en Allemagne, en Suisse, en Espagne et en Italie, j'étais loin de soupçonner que la destinée m'appellerait un jour à puiser mes observations dans les aventures originales d'un membre de ma propre famille.

M. de V***, dont je suis le fidèle historiographe, avait donné sur sa santé quelques inquiétudes, grâces à Dieu, sans gravité.

On crut, cependant, à propos d'accuser sa raison, et de le priver de sa liberté comme un homme dangereux.

Pendant son long emprisonnement dans deux maisons de fous, hors Paris et dans Paris, j'eus l'occasion de le visiter tous les jours.

Un désolant chagrin, le plus cruel qu'on puisse éprouver en ce monde, et des obsessions répétées, avaient froissé son cœur et agité son esprit.

Son humeur ordinairement égale et facile était devenue aigre, impatiente et agressive.

Ceux qui connaissent comme moi les conditions inhérentes à sa nature, ne pouvaient pas s'y méprendre.

Chez beaucoup de gens, le calme n'est qu'à la surface; les impressions longtemps contenues débordent, et se heurtent spontanément sous une impétuosité irrésistible.

Des médecins qui ne connaissaient absolument rien du passé de sa vie furent facilement exposés à manquer de discernement.

Examiné furtivement dans son domicile à *son insu*, et un matin, à la dérobée, sur l'Esplanade des Invalides, par un praticien des plus forts, requis par le commissaire de police du quartier que le Préfet avait délégué, une bouillante animation, et quelques gestes ultra-démonstratifs dans une conversation fort animée avec son frère, et qui en réalité ne provenaient que d'une surexcitation passagère, furent attribués d'emblée à une aliénation mentale caractérisée.

M. de V*** lestement condamné, et attiré par deux agents de police dans un fiacre, au moyen d'un subterfuge (1), fut conduit à un asile, à quatre kilomètres de Paris.

Sous le coup de l'infaillible sentence des médecins, d'une vive anxiété, et du burlesque rapport de deux agents de police suspendus à tous ses pas pendant une semaine, comme à un malfaiteur en rupture de ban (2), ce frère, homme bon et impressionnable, avait par faiblesse et une funeste irréflexion sur les conséquences d'un tel parti, trempé dans les mesures qui déterminèrent cet acte à jamais regrettable.

Une lettre lui avait été adressée le 30 avril pour lui indiquer le lieu et le nom de l'asile qu'on lui avait laissé ignorer (3).

Cette lettre que j'abrège en citant les phrases essentielles, peint admirablement la situation des esprits.

---

(1) Grand amateur d'objets d'art, M. de V*** possédait autrefois une fort belle collection vendue en 1853, à lord S***, pair d'Angleterre. Les agents, jouant leur rôle avec dextérité, vinrent en qualité de courtiers lui proposer de le conduire, hors Paris, chez un docteur dont on mettait le cabinet en vente.

(2) Un serviteur intelligent et dévoué chargé de veiller sur lui, à distance, eût rempli plus convenablement, et avec plus d'égards, le même but.

(3) L'original est resté entre les mains du destinataire.

« Mon Colonel,

« La maladie de Monsieur votre frère s'étant malheureusement aggravée, « sa famille s'est vue dans la pénible nécessité de prendre à son égard des « mesures de prudence.

« Le Préfet de police, dans l'intérêt de la sécurité publique, a dû le « mettre en lieu de sûreté.

« J'ai l'honneur de vous prévenir que M. de V*** vient d'être conduit « à l'asile de ....., près Paris.

« Les médecins l'ayant sous leur direction immédiate et leur continuelle « surveillance, il faut espérer qu'on pourra conjurer le triste état dans « lequel il se trouve et que sa santé s'améliorera.

« Agréez, etc., etc.

« Le Comm^t G**. »

A peine emprisonné, on appliqua à l'infortuné captif, suivant les usages que subissent ces sortes de situations, vraies ou fausses, les mesures administratives et légales qui frappent les gens enfermés pour cause d'aliénation:

Délibération chez le juge de paix;

Intervention du procureur impérial;

Déclaration d'incapacité;

Jugement;

Curateur désigné par le parquet, et tout le cortége des aménités qui en découlent.

Ainsi, à notre époque de civilisation et de progrès, une famille effarouchée ou mal intentionnée, secondée par l'omnipotence doctorale d'un médecin assisté de deux accolytes, obtiendra un mandat de réclusion contre un de ses membres sain de corps et d'esprit : il sera déclaré atteint d'aliénation mentale, dangereux pour la sécurité publique, et on le jettera dans une maison de fous, où il sera livré à l'incertaine expérimentation d'un aliéniste.

Et après l'accomplissement de cette violence inconsidérée, le malheureux qu'elle atteint ayant à la fois contre lui, sa famille, les médecins, et l'autorité qui les assiste, la subira sans qu'un scrupuleux examen préalable de l'état réel de sa raison, répété au besoin plusieurs fois, ou une protection quelconque, le défende contre la passion, la force ou l'erreur.

Et on aura répandu sur sa vie un soupçon indélébile, car si son genre d'esprit revêt des couleurs originales et excentriques, si une action quelconque fait éclater sa colère et son emportement, ce qui chez d'autres paraîtrait sans gravité et passerait inaperçu, ne manquera pas de lui attirer cette phrase consacrée : « Rien d'étonnant, il a été fou. »

Et il aura l'inappréciable avantage de voir son nom buriné dans les cartons de la police.

La loi dit formellement que pour être arrêté d'office, il faut avoir commis des voies de fait contre les personnes, ou des violences sur la voie publique.

Ce cas ne s'est jamais présenté dans l'affaire concernant M. de V***, qui, *dans son propre domicile*, n'avait atteté qu'à l'existence....... d'une porte brisée à coups de pied dans un accès de colère.

Ce fut, hélas! la clé de voûte de ses déboires! On l'exploita avec empressement!

Que de gens on logerait chez les fous! si on y envoyait tous ceux qui, ivres ou colères, assouvissent leur fureur sur leurs meubles et leurs cristaux!

CHAPITRE III.

C'est dans l'asile hors Paris que je fus d'abord introduit auprès de mon parent, soumis sans autre raison que le caprice de l'aliéniste, au secret le plus absolu pendant quinze jours (1).

Je le trouvai armé d'un merveilleux stoïcisme, et souriant à la bévue dont il était le plastron.

Nous renversâmes ensemble ce dicton si connu : « Le vrai peut quelquefois n'être pas vraisemblable. »

M. de V***, alors que d'autres moyens moins compressifs, moins

---

(1) Les gardiens m'ont assuré qu'une personne influente de sa famille avait été admise à voir M. de V*** à travers une persienne, quelques jours après son emprisonnement. Cette bizarre assimilation à un animal féroce, qu'on craint d'irriter, nous causa une indicible hilarité.

fâcheux, moins humiliants pour la famille elle-même, et *surtout plus affectueux*, eussent pu atteindre le même résultat, fut condamné à une claustration forcée sans limites appréciables.

C'était fort commode, plus expéditif, ne gênait personne, et s'obtenait *gratis*, car ce coup d'état domestique, si libéralement imaginé, a coûté à M. de V*** près de 4,000 fr., et lui a valu, sans pitié, des imputations de toutes espèces, aussi extravagantes que calomnieuses.

Il paraissait acquis pour les membres de la famille, sans exception, et pour les médecins eux-mêmes, que la maladie avait un caractère des plus sombres, en un mot, que le malheureux homme était perdu !

A l'appui de cette conviction, on chercha partout des preuves matérielles de sa folie, même à 60 kilomètres de Paris (1).

On pourrait puiser des lumières sur les sentiments dont on était animé pour lui, en pénétrant dans un milieu plus intime où un déplorable manque de dignité, et une indifférence chronique, se sont brusquement révélés.

CHAPITRE IV.

Un médecin (2), homme de bonne compagnie, visiteur habituel de la famille, ainsi que de mon parent qu'il honorait de ses attentions, et qu'un sentiment de réserve aurait dû tenir à l'écart, signa le certificat constatant l'aliénation mentale et l'urgence de l'enfermer.

La conviction de ce médecin est restée par malheur plus inébranlable qu'un roc !

Ses coopérateurs, aliénistes, participent à ses convictions; dans une question de ce genre, cette confraternité d'idées n'est pas sans exemple.

---

(1) Une lettre fut adressée à Fontainebleau, à M. P'*, qui, ayant répondu en sens inverse de ce qu'on lui demandait, reçut une seconde lettre irrationnelle et hautaine, dont M. V*** possède l'original.

(2) Le même qui visita M. de V*** à l'hôtel du Danube, et qui vint périodiquement dans l'asile, commissionné par la famille pour scruter son état mental.

Dernièrement, dans le département du Finistère, une fille Bougaran, vient d'être condamnée, sans circonstances atténuantes, pour avoir martyrisé et assassiné les trois enfants d'un professeur au collège de Lesneven.

Cette fille, d'une atroce précocité dans le crime, avait agi selon la persistante déclaration des médecins appelés pour l'examiner, avec l'entière conscience de ses actes qu'elle expliqua elle-même avec un horrible sang-froid.

Le tribunal se conformant à la tyrannie des spécialités, fit comparaître à sa barre trois aliénistes qui, fidèles à leur école systématique, entonnèrent à l'unisson comme les anabaptistes du *Prophète* de Meyerbeer leur invocation habituelle à la folie.

Le jury ne fut pas de leur avis.

On avait insinué que la séquestration de M. de V*** n'avait eu pour but que de le forcer, *malgré lui,* à un repos indispensable à sa santé, repos qui, en tout cas, pouvait s'accomplir autre part qu'avec des fous.

On prétexta qu'il aurait refusé de s'éloigner de Paris pendant quelques mois, et on l'enferma précipitamment sans même avoir interpellé ses intentions sur ce point :

Il n'est pas douteux qu'appliqué à un fou, on considérait un tel procédé comme inutile.

M. de V*** a entre les mains les reçus des directeurs des deux asiles.

Voici la copie de celui de Paris.

« Reçu de M. de V***, la somme de F. 2,664 pour quatre mois de pension chez moi, où il avait été placé *d'office* comme *atteint d'aliénation mentale.*

« 24 octobre 1865. »

Rien de plus explicite que les termes de ce reçu.

CHAPITRE V.

Lorsqu'une personne aliénée, ou supposée l'être, est livrée au médecin aliéniste, ce dernier est tenu d'en donner immédiatement avis à la Préfecture de police.

La loi du 30 juin 1838 définit cette intervention officielle qu'on nomme par *antinomie* protection.

Un médecin et un magistrat désignés par le préfet et le parquet, doivent se rendre tous les trois mois, aux termes de cette loi, dans les maisons d'aliénés, afin de visiter individuellement les pensionnaires et recevoir leurs réclamations.

Surveillance fort négligemment exercée et complétement illusoire.

Pendant *cinq mois*, j'ai pu vérifier moi-même, qu'aucun officier public d'aucune espèce, n'avait honoré M. de V***, de sa visite.

Une fois, par extraordinaire, vers la fin de juillet, le vénérable médecin ordinaire de la Préfecture fut appelé par le directeur pour une constatation demeurée sans résultat. Il eut la bonté, de trouver que M. de V***, n'était pas encore assez calme, mais le vrai, c'est que l'heure marquée à l'horloge du médecin aliéniste n'avait pas encore sonné, et aurait été reculée long-temps encore, sans l'intervention du frère de mon parent, décidé enfin à mettre un terme à sa propre erreur.

On doit lui rendre cette justice qu'il fut le seul qui y songea, quoi-qu'un peu tard!

Le reste de la famille ignorant cette démarche libératrice auprès de la Préfecture de police, fut plus effrayée que satisfaite.

Elle dormait sur le velours, de toutes façons, et les chaînes du prisonnier garantissaient sa sécurité qu'elle croyait compromise.

Un magistrat ne parut que le 6 octobre pour signer sur le registre la levée de l'écrou.

Nous eûmes en quittant l'asile la satisfaction inattendue de le voir en fonctions.

CHAPITRE VI.

Il ne me fallut pas beaucoup d'efforts pour vérifier, sur place, ce que je savais déjà par mes études antérieures, que vues et observées de près, les res-sources de l'art sont à peu près stationnaires depuis le roi Charles VI, en dépit des innombrables théories, plus ou moins originales, enfantées par une série d'écrivains très-savants, mais très-utopistes, et qui iront tristement rejoindre les dissertations impuissantes des médecins de l'univers entier, sur la rage, la goutte et l'épilepsie.

Le seul spécifique véritable contre la folie, et je mets au défi tous les aliénistes du globe de prouver le contraire, est une *villégiature* dans un endroit tranquille, isolé et *atrophiant,* qui dure selon la gravité des attaques, et la prépondérance arbitraire des médecins érigée en article de foi, des jours, des mois, ou des années.

A l'époque de Fagon et de Tronchin, où les moyens violents étaient en usage, on faisait tomber sur la tête du patient des douches d'intensité et d'élévation graduées.

Les aliénistes modernes y ont humainement renoncé.

Après l'importation allemande du traitement par l'eau, connu sous la qualification d'hydrothérapie et d'hydrosudopathie, les médecins aliénistes en firent l'application à leurs clients.

Ils n'en ont retiré aucun avantage.

De tâtonnements en tâtonnements, d'essais en essais, la science véritablement pratique en est arrivée à faire..... absolument rien !

Un calme profond, un régime modéré, de l'eau rougie, des bains, la promenade journalière dans un parc orné de verdure et de fleurs, de la musique (1), des purgatifs, quelques innocentes pillules, et d'autres remèdes intérieurs que je ne définis pas, tels sont en résumé les procédés curatifs des aliénistes les plus raffinés de nos jours.

Hippocrate et Gallien, ces deux barbus de l'antiquité, en avaient le secret.

----

(1) Celle que notre infortuné martyr et ses compagnons étaient condamnés à entendre dans l'asile de Paris déchirait les oreilles, bien loin d'être un calmant.

Une musique hydrophobe exécutée quatre fois par semaine, de six à sept heures du soir, par un des pensionnaires *perpétuels* de la maison, avec une horrible flûte, accompagnée par un piano discordant.

CHAPITRE VII.

On avait séquestré M. de V***, avec une impardonnable insouciance, comme tout ce qui s'est fait dans cette curieuse affaire, sans pouvoir indiquer suffisamment au premier juge spécial devant lequel on le faisait comparaître, les symptômes réels, et l'intensité de son prétendu désordre cérébral.

Tout est secret et ténébreux dans ces diaboliques expéditions!

Impossible de savoir ce que le médecin *instructeur* avait communiqué à son collègue de l'asile des fous, mais comme la lumière sort du chaos, le jeune médecin qui reçut mon parent, débarquant de son fiacre, le considéra « *à priori* » par la force de l'habitude, comme furieux malgré son air digne et placide.

Il ne daigna cependant pas se déranger, et remit son patient au cornac des fous de l'établissement qui le conduisit à travers le parc, en causant de choses indifférentes, jusqu'à un enclos entouré d'un treillage haut de deux mètres, où il fut enfermé en compagnie de trois hommes.

On le pria de donner aux courtiers *postiches* le temps de collationner les objets d'art.

Plusieurs heures s'écoulèrent.

Impatient d'attendre, il demanda à différentes reprises à ces hommes, dont il ignorait la mission, de lui ouvrir la porte.

Sur leur refus, saisissant le treillage d'une main colère, il leur dit en le brisant : « *Puisque vous n'avez pas la clé je sortirai sans elle.* »

Aussitôt ces gardiens dont la consigne était de réprimer une folie furieuse, qu'ils crurent parvenue à son apogée, se précipitèrent sur leur prisonnier, le saisirent au collet, et après une lutte de quelques minutes, où ils furent assez maltraités, quoique trois contre un, le maîtrisèrent et le portèrent triomphalement sur leurs bras, comme autrefois Pharamond sur un bouclier, dans une chambre où on le garda à vue.

Vers la fin de la journée, averti en secret, par le gardien d'un co-détenu (1) du véritable motif de son emprisonnement, il offrit ses regrets à ces hommes qui avaient accompli leur devoir avec tous les ménagements possibles, et ne trouva pas d'expressions assez indignées pour blâmer la coupable dissimulation du docteur, cause première de cette déplorable scène.

Quinze jours après, ce même docteur réprimandait les gardiens sur le relâchement de leur surveillance, leur déclarant qu'il enverrait M. de V*** aux Arcades (lieu de compression des fous furieux) s'ils n'étaient pas plus vigilants.

Ces braves gens qui jouaient aux cartes, au loto, et aux boules avec leur prisonnier, le plus pacifique des mortels, demeurèrent confondus, et lui firent immédiatement la confidence de cette intempestive excentricité.

M. de V*** frémit encore à la pensée d'avoir pu trouver une camisole de force, dans la fine et intelligente perspicacité de la spécialité aliéniste !

CHAPITRE VIII.

L'heure du couvre-feu approchait.

Ces mêmes hommes chargés de veiller sur M. de V***, jour et nuit, s'attendaient ; d'après ce qu'on leur avait dit, et ce qu'ils avaient *reçu*, à une lutte continue et acharnée.

Ils virent au contraire, avec ébahissement, leur malade dormir la première nuit et les suivantes comme un boa au soleil, et déclarèrent qu'il s'était *même* permis de ronfler !

Il aurait rendu des points à un requin si, malgré son prix élevé, la nourriture fortement *aliéniste* de l'établissement eût été de son goût.

L'honorable adepte de la science dont je viens de tracer les précieuses ressources, ne s'approcha de M. de V*** que le lendemain dans la journée.

Pour un observateur, il avait pris tout son temps ; vraisemblablement pour réfléchir sur l'incident de la veille.

(1) Un ancien ami retrouvé dans l'asile, l'infortuné M. P**, mort dernièrement.

Une aussi rapide et surprenante quiétude, inusitée chez les esprits égarés ou agités, dût lui paraître fort louche.

Redoutant que mon stoïque parent ne fût sourdement dévoré dans les couches inférieures par une lave en ébullition, il surveillait l'explosion du volcan.

M. de V*** ne pouvait pas le regarder sans sourire.

Amusante imitation de la scène de Don Bartolo, du *Barbier de Séville* moins le charme de la musique !

On pourrait questionner tous les gens de service, le jardinier, sa femme, ses aides, des maçons et des menuisiers, ouvriers à l'année, qui s'étonnaient de voir M. de V*** soupçonné de folie, privé de sa liberté, et soumis à une surveillance aussi inutile que fastidieuse.

Ces bons ouvriers, vivant avec lui du matin au soir dans le parc, auraient fourni un témoignage moins suspect pour des inspecteurs, s'il en existait, que celui du médecin qui dans ses visites « *en train express* » ne se donnait pas même la peine de causer sérieusement avec son prétendu malade, et attribua je crois, plaisamment, une confidence de M. de V*** au sujet d'une excursion projetée, à Florence et à Rome, à un symptôme certain de monomanie ambitieuse.

CHAPITRE IX.

Le système, les conditions, les habitudes, et l'utilité des maisons d'aliénés, ne sont appréciables que pour ceux qui ont eu la mauvaise chance d'y loger en *toute liberté d'intelligence,* ou les ont étudiés comme moi en les fréquentant.

Dans le monde on les ignore totalement, et c'est peut-être la première fois qu'ils sont révélés, et définis.

Beaucoup de gens s'imaginent que c'est là seulement qu'on peut guérir.

Le seul avantage réel qu'on y trouve est le régime, et l'isolement du monde et du bruit, ce qui peut s'obtenir partout.

Les logements varient selon le prix de la pension, et sont situés au centre de parcs spacieux.

Conçus et bâtis anciennement sur des données qui ont vielli, ils ont cessé d'être à la hauteur des perfectionnements modernes et manquent de *confort*.

La nourriture est la même pour toutes les catégories de pensionnaires, le médecin en règle la dose.

Les prix de la pension s'échelonnent d'un minimum de 6,000 francs à 18,000 francs par an, et au delà.

Pour 1,000 francs par mois, sans linge, M. de V*** avait dans l'asile, hors Paris, deux repas d'une infime qualité, un salon et une chambre à coucher humides (1), formant la moitié d'un pavillon sous l'invocation d'un dignitaire défunt de la science aliéniste, niché en marbre blanc au-dessus de la porte d'entrée, et semblant sourire avec une satyrique bonhomie aux illusions des docteurs et des malades !

L'autre moitié était habitée par un bruyant compagnon d'infortune, paralytique, incontinent, idiot, et peu odoriférant !

Dans le salon, pour remplir le programme des adoucissements suggérés par la science, figurait comme objet de luxe, un piano *sexagénaire* éternellement veuf d'un accordeur.

Les fous ne sont pas des musiciens difficiles !

CHAPITRE X.

Après un mois de séjour expérimental dans ce premier asile, le préfet de police daigna le 1er juin, sur la demande de la famille, et toujours sous la garde délicate de deux agents, faire transborder M. de V***

(1) M. de V*** fut forcé d'avoir recours tous les matins à de l'eau presque bouillante pour décoller ses paupières.

On peut invoquer le témoignage de ses deux gardiens.

Pour remédier aux ravages de l'humidité, les chambres sont entourées, à la hauteur d'un mètre, d'une feuille de zinc peinte en blanc.

en excellente santé, calme, dispos, et merveilleusement lucide, dans une autre maison à l'intérieur de Paris (1).

Habitation d'un meilleur aspect, ornée du plus gracieux sourire des maîtres du logis, d'un prix plus modéré, et où le crédule prisonnier s'imagina clore en quelques jours, sous une investigation moins superficielle et plus franche, son ennuyeux exil.

Ce fut la seule hallucination *réelle* (quoi qu'en pense son hôte aliéniste) qui ait envahi le cerveau de M. de V*** (2).

Pour disculper la famille, pour sauvegarder l'étrangeté de la mesure acerbe adoptée contre lui, et conjurer son juste ressentiment, le docteur aliéniste avait usé d'un stratagème de mauvais goût, qu'une sage et respectueuse réflexion aurait dû arrêter.

En effet, ce stratagème réussit à enchaîner sa résignation.

Pour être impartial et juste, je rappellerai que vers la fin de mai, 18 ou 20 jours après l'incarcération, le vieux et spirituel directeur de l'asile hors Paris, se promenant avec M. de V*** dans son parc, lui dit : « Vous allez parfaitement bien et nous vous donnerons, sous peu, les » mains pour sortir. »

Reste à savoir ce que valait cette déclaration dans un lieu où l'on trompe par calcul.

Ce Nestor des aliénistes pourrait dire loyalement, si plusieurs lettres que M. de V*** lui écrivit peu de jours après son entrée chez lui, étaient entachées de dérangement mental.

Hommes d'une certaine distinction en dehors de leur spécialité, les aliénistes, ces arbitres souverains de la folie, espèces de pachas sans contrôle réel, exercent dans leur domaine un despotisme tout à fait oriental.

Ils emploient, même dans des vétilles, la ruse et la contre-vérité, considérées en doctrine aliéniste comme une *habileté*.

---

(1) M. de V*** ne connut ce changement qu'au moment même où il s'opéra, et eut la fallacieuse idée, en montant en fiacre, qu'on le ramenait chez lui.

(2 Le docteur usait parfois de cette phrase aussi machiavélique que consolante : « Je pense sérieusement à vous, » ou ce que je suppose en est l'équivalent : « Vous ne serez pas longtemps ici. » Pensée en effet d'autant plus sérieuse qu'elle a mis *quatre mois* à éclore.

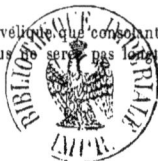

3

Leur maison est plus inabordable que le sommet de l'Hymalaya, ou le passage au pôle Nord.

Tout y est inquisitorial et mystérieux.

Ils admettent ou repoussent les visiteurs selon leur fantaisie.

Suppriment à leur guise les lettres écrites ou reçues par les pensionnaires, que leur esprit soit lucide ou non, ou les confient à ceux auxquels ils trouvent à propos de les communiquer (1).

Un jour, à l'instar du masque de fer, M. de V*** avait pu laisser tomber une lettre dans les mains discrètes d'un ouvrier employé près de sa chambre, à des travaux de serrurerie.

L'aveu volontaire de ce malicieux tour d'adresse, fit grimacer le puritanisme réglementaire du directeur, confondu de voir sa surveillance en défaut, et prêt à lancer ses foudres contre la trahison de ses domestiques.

CHAPITRE XI.

Si la correspondance des pensionnaires est rigoureusement surveillée, en revanche, un pauvre fou est autorisé par le médecin aliéniste lui-même, à publier sa folie à l'extérieur au prix de 2 francs, chez Charles Jouaust, imprimeur, rue St-Honoré, dans deux brochures sous le titre de « Prome-» nade dans la vallée de Trouville. » « Et le comte de Fulgir. » (2)

Voici quelques citations de cette folle littérature :

« Avant de commencer une boutade de gaieté, faisons une réflexion.

« En réfléchissant, je réfléchis, pardine !

« Je m'imagine que les passions gouvernent les hommes : L'orgueil

(1) Plusieurs lettres, que M. de V*** supposait envoyées à leur destination, furent remises, par le médecin aliéniste, à sa famille. Une, entre autres, provoqua, m'assure-t-on, de la part d'un de ses membres les plus agités, une scène d'intérieur d'un genre tant soit peu léger, et fort humiliante pour la personne qui en était l'innocente cause.

(2) L'auteur a bien voulu faire hommage à M. de V*** de deux exemplaires qu'il conserve précieusement dans ses archives.

« et la colère. (Ne critiquons pas.) Personnifions quatre bonnes sœurs que
« la nation s'entête à considérer comme de petites providences sur la terre.
« Ces quatre sœurs bonnes enfants de l'allégresse, se nomment : Joie,
« plaisir, gaieté et sornettes. A vrai dire, ce ne sont que des esprits que
« j'appelle dames pour les flatter et gagner tapinoisement leur faveur
« rose.

  « D'après ce court prologue, disons : En avant la cuisine des gau-
« drioles au guet; en avant quatre, balancez vos dames, chassez, croisez!
« Vive l'entrechat des farces! En avant la tartine littéraire des folies. »

  « Gaieté de badine humeur, émancipée, battue par Mademoiselle Joie,
« et contente; jouée, ballotée, affinée, grivelée, mystifiée, baffouée, a
« glorifié la sultane Plaisir, qui a pincé avec agrément son sublime cancan
« et son cornet à piston. Plaisir, riante, a approuvé Gaieté faisant gronder
« son serpent d'Église en jetant le cri de Couic! Coquin de serpent que
« j'entendais pendant les gambades de polka, faisant digérer les pâtisseries
« exquises et les fruits savoureux qu'elle avait croqué avant de s'offrir à
« mes yeux ébahis.

  « Gaieté jolie a glorifié la fête des jambons et des saucisses! La fête
« des marmitons, des mirmidons, tout en les appelant drôles, histrions,
« plastrons de Dame Joie. Elle a glorifié Pantin, Paillasse, Debureau,
« Polichinelle, Arlequin, Pierrot, Auriol, Terpsichore; les grotesques, les
« bossus, les spirituels et les élans de leur gaieté radieuse, etc., etc. »

  Assez de cet enfantement de l'aliénation.

  Je me serais abstenu de reproduire une telle rapsodie, si je ne l'avais
considérée comme un enseignement précieux, au point de vue intellectuel
des asiles, pour les esprits sérieux et progressifs.

CHAPITRE XII.

  Que le médecin aliéniste remplisse un rôle utile dans l'appréciation,
et si j'ose employer ce terme dans *l'anatomie* de la pensée écrite d'un
homme dont il cherche la folie, c'est acceptable et plausible; mais je le
répète, l'erreur est toujours à côté.

Rien de plus funeste à mon idée que la spécialité en matière de maladies mentales.

Je comprends les spécialistes qui appuyent leur science sur des données palpables.

Je comprends ceux dont les études se sont dirigées particulièrement vers un des organes du corps humain.

Par l'auscultation on est parvenu, pour ainsi dire, à pénétrer dans le cœur et les poumons.

Je ne comprends pas le spécialiste dans les cas de folie, affection insaisissable, incertaine, où il est réduit à constater des faits sans pouvoir en tirer aucune déduction précise, ni assigner l'origine ou la cause des lésions; où il n'existe pour point de repère que le travail occulte de la nature, et qui place continuellement à côté d'une méprise, l'observateur médical le plus accorte et le plus expérimenté, jamais sûr de n'avoir pas signé par inadvertance un rapport concluant à la folie d'un homme sain d'esprit.

Quel est l'aliéniste qui aurait la prétention de définir et limiter un phénomène à la fois physiologique et psychologique? Dire le point précis où la volonté humaine cesse d'être libre, où le *moi* abdique? Allons plus loin et affirmons qu'une telle prétention est en quelque sorte un empiétement sur le domaine du Créateur!

Aussi, voit-on auprès du sujet qui leur est confié, à moins que l'altération des facultés ne soit flagrante, les spécialistes s'accrocher au moindre signe qu'ils imputent systématiquement à la folie, et se perdre dans les appréciations les plus fantaisistes.

Il est incontestable que tous les soldats de la phalange aliéniste, marchant, comme un seul homme, dans une obscurité complète, sont exposés à se fourvoyer sur la valeur des idées exprimées par ceux qu'ils étudient, et à grossir le mal en lui donnant un sens et une attribution exagérés ou faux.

Leur déclaration est néanmoins souveraine; acceptée quand même; et les pensionnaires internés d'office ou non, la subissent tant qu'il leur plaît de les garder, surtout s'ils ont affaire à des parents crédules ou pervers.

De là l'opinion généralement répandue dans le public, qu'une fois enfermé dans ces sortes de maisons on n'en sort plus.

Pour quelques critiques, elles assument même le nom perfide de :
« Cachots de santé. »

CHAPITRE XIII.

M. de V***, dans ce second asile, retrouva, à peu de chose près, les mêmes dispositions et arrangements intérieurs. *Ab uno disce omnes!*

Une notable différence cependant dans les soins, la netteté, l'excellente cuisine, et la surabondante surveillance exercée avec la meilleure grâce par un couple prévenant et infatigable.

Dans le service des gardiens, la même absorption et la même gêne.

Ces hommes destinés par le niveau inférieur de leur aptitude à un métier assujétissant, peu lucratif et souvent immonde, forment le personnel roulant des maisons d'aliénés.

Ils sont dans chaque maison en nombre à peu près égal à celui des pensionnaires qui, à moins d'un cas particulier, n'en ont ordinairement qu'un seul affecté à leur surveillance, et qui couche dans la même chambre.

Mon parent, que son gardien ne quittait pas plus que son ombre, était enfermé chaque soir à double tour, comme le tigre du jardin des plantes, dans sa cellule où tous ses mouvements étaient observés à travers une porte à claire-voie.

Au préau, espèce de petite provence où les fous de toutes nuances se réunissent, on vit toute la journée en commun avec les domestiques groupés à proximité de leurs malades respectifs qu'ils ne perdent pas de vue.

Ces gens sont généralement convenables et respectueux, malgré la familiarité qui naît de cette situation ; mais leur compagnie n'est pas exempte d'inconvénients physiques et moraux auxquels on ne peut se soustraire, et les infirmités méphytiques de quelques compagnons de captivité, contribuent encore à les augmenter.

Les chefs de maisons d'aliénés sont sous la domination absolue de l'autorité, à laquelle ils rendent quelquefois des services.

Leurs établissements deviennent au besoin, à côté des prisons du gouvernement, une espèce de pénitentiaire à l'usage de gens d'une certaine condition.

Un riche maître de forges, M. G**, refusant de s'engager par écrit à respecter la personne d'un juge du ressort de la Seine, coupable d'une lettre inconvenante, fut retenu prisonnier dans l'asile hors Paris.

Un fonctionnaire du parquet se présentait chaque trois mois, pour vaincre sa résistance.

Tout compromis pacifique étant opiniâtrement repoussé, et le juge menacé renouvelant sa plainte à la police, M. G** eut le double bénéfice d'une insulte et d'une détention de dix-huit mois (1).

M. P** P***, rédacteur très-connu d'un journal politique, fut enfermé pendant un mois dans l'asile de Paris, pour l'expiation d'un délit de presse.

CHAPITRE XIV.

Il est urgent, en attendant une nouvelle loi, de recomposer les rouages détendus de la défectueuse machine qui fonctionne aujourd'hui.

Je crois que ce but pourrait être atteint par la création d'une commission permanente de trois membres ainsi constituée :

1° Un médecin indépendant, ni aliéniste de profession, ni directeur d'asile ;

2° Un magistrat désigné par le ministre de la Justice ;

3° Un fonctionnaire détaché du ministère de l'intérieur.

Un traitement spécial leur serait alloué en rapport avec les graves et assujétissants devoirs de leur tâche.

Cette commission se rendrait deux fois par mois, sans désigner les époques, dans toutes les maisons d'aliénés publiques et privées.

Elle interrogerait les personnes enfermées, soit de gré à gré avec les directeurs de maisons, soit d'office, et pousserait ses investigations jusqu'à la source des causes de famille, ou autres, ayant déterminé la réclusion.

(1) M. de V*** tient ces détails de la bouche même de M. G***, son co-détenu.

Poursuivant, à chaque visite, son scrupuleux examen, elle s'associe-rait aux phases diverses de la maladie des détenus, et investie de pouvoirs *absolus* ordonnerait l'élargissement immédiat de ceux qu'elle reconnaîtrait en état d'être rendus à la liberté (1).

Cette commission, dont l'objet essentiel est la protection de la liberté individuelle, aurait sous ses ordres deux inspecteurs avec des attributions à peu près conformes à celles des commissaires de surveillance des chemins de fer.

Ces inspecteurs pénétreraient journellement, à toute heure, dans les maisons d'aliénés, se mettraient en rapport constant avec le personnel, veilleraient sur le sort des pensionnaires, et fourniraient à la commission permanente, lors de ses visites périodiques, d'utiles renseignements.

CHAPITRE XV.

On ne verra plus alors se reproduire ces situations anormales révélées par les tribunaux, où l'assistance publique, loin de suivre prudemment les progrès de l'état mental d'un aliéné, ou supposé tel, fait vendre son mobilier, peu de temps après son entrée dans l'asile, et le pauvre malade reconnu lucide, apprend en sortant qu'on a disposé de son bien.

Un procès jugé à Paris, le 22 août 1865, devant le tribunal de première instance peut donner une appréciation exacte de cet abus.

A chaque asile devrait être affecté un local pour le dépôt des objets, de toutes natures, appartenant aux individus sans parents ni tuteurs.

Placés sous l'égide de la commission permanente, on ne disposerait de leur propriété qu'après une incurabilité bien constatée.

Il faut reconnaître cependant, que les asiles de l'assistance publique n'étant dirigés par aucune idée spéculative, présentent plus de garanties

---

(1) Une commission analogue serait créée dans les villes de l'Empire où existeraient des maisons d'aliénés.

que les maisons de santé, dont l'intérêt personnel est le mobile, beaucoup plus assurément que l'humanité en délire.

Des personnes compétentes qui ont étudié cette importante matière, vont jusqu'à désirer, après l'extinction des titulaires actuels, la suppression des asiles particuliers déjà sous la dépendance complète de l'autorité. En effet, le traitement et la surveillance de l'aliénation mentale ne sauraient être assimilés à une industrie ordinaire.

Là où la liberté, les intérêts, et la raison des citoyens sont en jeu, il est évident que l'intervention exclusive de l'administration publique, serait de beaucoup préférable.

On croira à peine, qu'encore aujourd'hui en France, les aliénés sont conduits à leur destination entre deux gendarmes, comme des malfaiteurs.

Voici à ce sujet une instruction de M. le préfet de la Gironde.

Bordeaux, le 21 septembre 1865.

A MM. les Sous-Préfets et Maires du département de la Gironde.

Messieurs,

J'ai eu lieu de remarquer que depuis quelque temps les autorités locales ont recours à la gendarmerie pour conduire dans les asiles spéciaux les personnes atteintes d'aliénation mentale:

Ce mode de transférement qui, assimilant les aliénés à des condamnés ou à des prévenus, peut exercer une action fâcheuse sur leur état mental, et nuire même à leur santé physique, est expressément interdit comme contraire à l'esprit et au texte de la loi du 30 juin 1838.

Il présente d'abord un pénible contraste avec les soins dont l'administration entoure cette classe d'infortunés.

Je vous invite donc d'une manière formelle à ne pas l'employer et à recourir à tout autre moyen. Il est du reste, toujours possible en pareil cas de charger un parent, un ami du malade, ou une personne de confiance du soin de l'accompagner à l'asile.

Le préfet de la Gironde,

Signé : comte de BOUVILLE.

Dans l'état actuel des choses, il est positif que les malheureux que le sort atteint, malades réels ou réputés tels, n'ont qu'un bouclier insuffisant contre des menées de famille, ou les calculs d'un directeur de maison peu scrupuleux.

CHAPITRE XVI.

Le parti le plus humain, le plus digne et même le plus économique, lorsqu'on est favorisé de la fortune, est de ne pas se séparer, à moins d'une raison tout à fait impérieuse, ou exceptionnelle, d'un parent soupçonné ou frappé d'insanité.

Le meilleur asile a des inconvénients, des humiliations, et ne vaudra jamais le toit domestique.

Il y a un danger réel à mettre une personne qui n'est que troublée, agitée ou affaiblie, en contact avec des fous, Quelques ménagements qu'on y apporte.

C'est le moyen le plus certain de l'exaspérer et de compromettre sa raison.

La séquestration, la contrainte, la surprise, l'impossibilité d'un échange d'idées et de sentiments, la triste exhibition de grimaces et de cris, produiront un effet ahurissant et pernicieux.

Dans ces asiles où le naufrage de la raison semble une flétrissure, chacun prend un numéro d'ordre comme les cannes et les parapluies dans un vestiaire.

M. de V*** avait le numéro 72, brodé en rouge sur son linge et sur ses vêtements, avec une perfection qui semblait indiquer la préméditation d'un emprisonnement prolongé.

L'idée d'arriver plus sûrement, et plus vite, à la guérison par le philtre d'un aliéniste est une chimère !

Dans les maisons d'aliénés, comme partout ailleurs, il n'y a que le temps qui puisse accomplir son œuvre, *le temps seul*, rapidement ou lentement, selon l'intensité du mal.

4

Tous les médecins, à proprement parler, peuvent être aliénistes, il ne faut qu'un capital d'investissement, une maison avec un jardin, une enseigne et une patente.

On comprend qu'il n'est pas difficile de constater le trouble d'esprit de ceux qui divaguent, là le doute n'est pas possible : ce n'est pas sur ceux-là que la perspicacité du médecin s'exerce.

Il est dans les facultés du plus débonnaire des hommes de l'art médical, d'appliquer un traitement dont l'isolement, le calme, et la temporisation, font tous les frais.

L'opinion que j'exprime sur l'inanité de la science aliéniste n'est pas nouvelle; je n'en suis pas le premier éditeur.

Il y a 40 ans, dans le journal universel des sciences médicales, du mois de juillet 1826, on lit les lignes suivantes :

« Si la loi veut que les médecins soient consultés sur la folie, c'est » sans doute par respect pour l'usage, et rien ne serait plus gratuit que la » présomption de leur capacité en pareille matière. De bonne foi, il n'est » aucun homme d'un jugement sain qui n'y soit aussi compétent que » M. Pinel ou M. Esquirol, et qui n'ait encore sur eux l'avantage d'être » étranger à toute prévention scientifique. Par malheur les médecins ont » pris au sérieux la politesse des tribunaux, et, dans l'examen des ques- » tions qui leur sont soumises, ils substituent trop souvent aux lumières » naturelles de la raison, les ignorances ambitieuses de l'école. »

Plus tard, en 1830, dans une publication sur le degré de compétence des médecins dans les questions relatives aux aliénations mentales, je trouve encore ces lignes conformes aux sentiments que je viens d'émettre.

« Qu'avons-nous besoin du secours de la médecine pour apprécier les » désordres de l'intelligence...... Si la folie est évidente, tout homme peut » la reconnaître à ses extravagances ou à ses fureurs ; s'il y a doute, ce » doute existe également pour le médecin. »

Un docteur aliéniste, attaché à l'hospice de la Salpétrière, dans une compilation publiée en 1860, s'empare de ces deux opinions, aussi justes que sensées, pour les taxer impitoyablement de divagation.

En les rapprochant de celles des deux docteurs, cités dans l'avant-propos de ce récit, on peut se convaincre que l'école n'a pas varié.

Il n'en est pas de même heureusement des préoccupations de la société.

Nous verrons, il faut l'espérer, les entêtements et les systèmes de cette immuable école, anéantis comme une foule d'autres vieilleries par le plus simple bon sens.

Il ne faut donc en réalité envisager les asiles d'aliénés, ces institutions privilégiées, que comme une variante de pension bourgeoise, temple de Janus à deux faces et à triple serrure, avec la table, le logement, et un mobilier de fauteuils mécaniques, ouverte aux gens qui embarrassent, et envers lesquels on ne veut assumer ni ennuis ni responsabilité.

Un homme éminent deux fois millionnaire, dont l'affaiblissement mental est presque un deuil public, vient de subir, lui aussi, le despotisme de sa famille, et les rigueurs de notre législation actuelle.

Je ne serais nullement étonné que, jouet des puériles tromperies dont M. de V*** a eu un échantillon de première catégorie, on ne s'amuse à lui faire croire qu'il a été enfermé pour pratiquer des opérations.

Nous eûmes aussi l'occasion d'observer une certaine classe de pensionnaires inféodés à l'asile depuis plusieurs années, et dont la situation paraît fort extraordinaire.

Entre autres, le baron de G** et MM. M** et F**.

Le premier, ce terrible musicien dont M. de V*** a subi les aigres accords, homme de 27 à 30 ans, immobile dans son fauteuil du matin au soir, et d'une florissante obésité, voit son existence se consumer dans l'asile dont il ne sort jamais.

Les deux autres, locataires moitié libres, moitié prisonniers, sortent à volonté escortés d'un gardien, mais demeurent avec les aliénés dans le corps de logis qui leur est destiné, et sont assujettis comme eux à la discipline de l'établissement.

Leur compagnon de chaque jour, pendant quatre mois, M. de V*** a eu le temps de constater leur lucidité et leur intelligence, et s'est demandé souvent, par quels secrets motifs, ils sont condamnés à une chaîne que leur état mental ne justifie pas.

Le médecin aliéniste affirme péremptoirement qu'ils seraient incapables de se conduire eux-mêmes, et qu'ils acceptent de concert avec leurs familles la situation qui leur est faite.

Nous avons des raisons de penser autrement, et je suis convaincu qu'une enquête sévère dans toutes les maisons d'aliénés, mettrait au jour des faits qui révoltent la raison et la justice.

CHAPITRE XVII.

Il résulte d'un calcul comparatif, à la portée du vulgaire, qu'en installant un malade dans un logement de trois pièces, avec :

Un loyer de	1,000 »
Un domestique	600 »
Une cuisinière	500 »
Une femme de ménage	400 »
Et un entretien annuel de	4,000 »
Total	6,500 »

A Versailles, Saint-Germain, Meudon ou Vincennes, à la porte d'un parc immense, la dépense d'une telle installation avec des conditions incontestablement préférables, atteindrait à peine le tarif le moins élevé des maisons de santé de premier ordre.

De plus, on éviterait la tutelle de la police et les actes capricieux et vexatoires des asiles.

Le département de la Seine a voté une somme de plusieurs millions pour l'installation de deux maisons considérables :

A Ville-Evrard

Et à Épinay-sur-Orge.

On y réunit les perfectionnements recueillis dans tous les pays, et les prix seront à la portée de toutes les fortunes.

Dans un rapport du 27 novembre 1865, le Préfet de la Seine, dont je suis flatté de voir les idées identiques aux miennes, s'exprime ainsi :

« Un bureau d'admission, auquel sont attachés des logements pour
« quarante malades séparés, comblera une lacune très-regrettable de
« l'organisation actuelle du service, en donnant à l'administration les
« moyens d'exercer un contrôle préalable et efficace, tant sur l'état mental
« des personnes séquestrées, que sur le caractère ou le degré de leur
« maladie, avant de les diriger sur les établissements spéciaux jugés les
« plus favorables à leur guérison. »

En voyant les édiles du département de la Seine élever des temples
modèles à la folie, je forme des vœux pour que nos législateurs mettent
le couronnement à cette généreuse initiative.

Les aliénés cesseront alors de former dans la société une classe de
Parias, et M. de V*** s'estimera heureux d'avoir acheté par cinq mois de
captivité, l'espérance que personne, après lui, ne pourra devenir victime d'une
erreur semblable à celle qui l'a atteint dans la plénitude de sa raison.

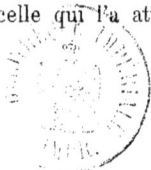

DE VALABRÈGUE, Cᵗᵉ DE LAWŒSTINE

PARIS. IMPRIMERIE WIESENER ET COMPⁱᵉ, 12.

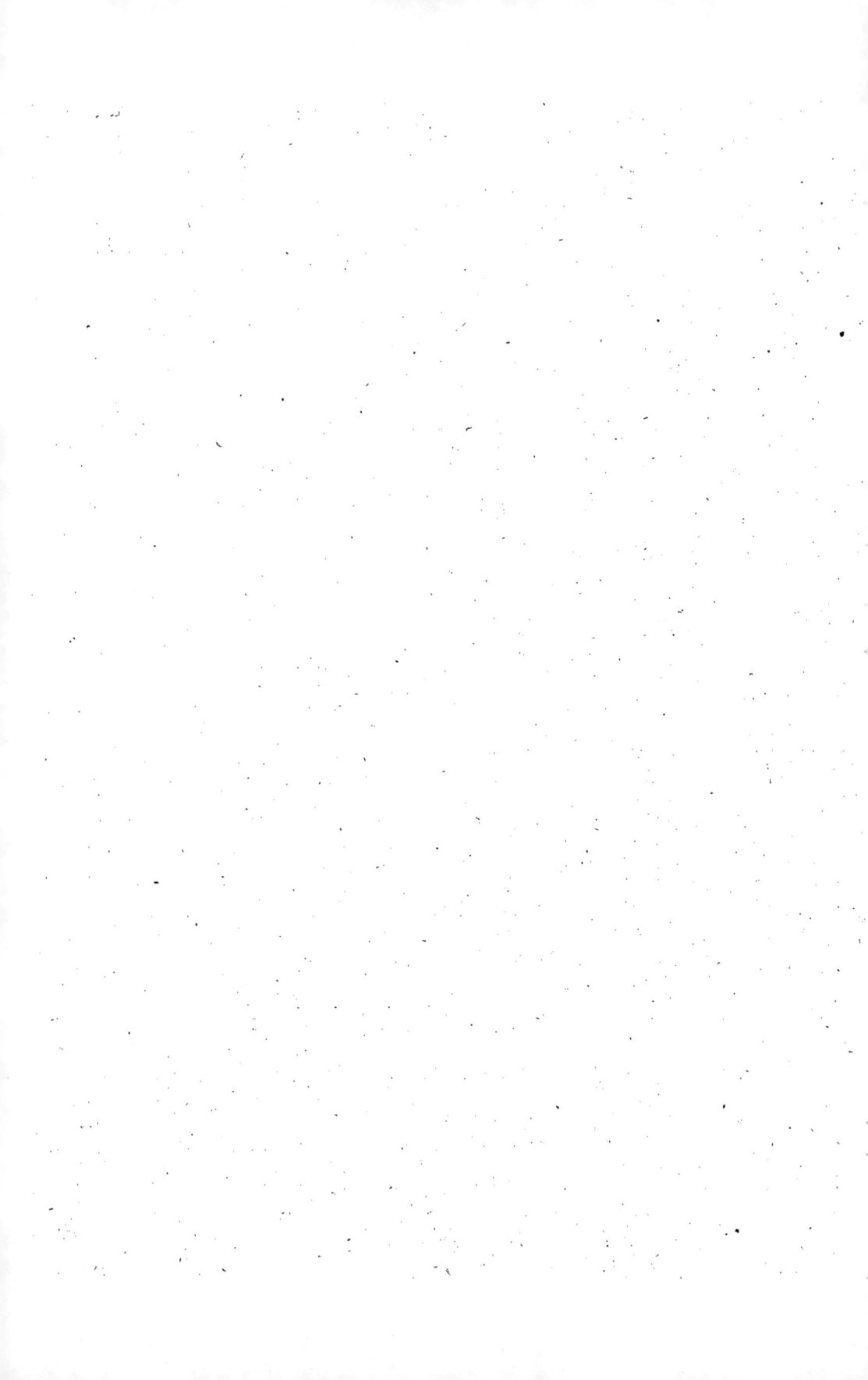